Juliano Cesar de Barros
Carlos Machado
Francisco Paschoal

Vitiligo em diferentes grupos etários

Juliano Cesar de Barros
Carlos Machado
Francisco Paschoal

Vitiligo em diferentes grupos etários

Análise do perfil clínico-epidemiológico

Novas Edições Acadêmicas

Impressum / Impressão
Bibliografische Information der Deutschen Nationalbibliothek: Die Deutsche Nationalbibliothek verzeichnet diese Publikation in der Deutschen Nationalbibliografie; detaillierte bibliografische Daten sind im Internet über http://dnb.d-nb.de abrufbar.

Informação biográfica publicada por Deutsche Nationalbibliothek: Nationalbibliothek numera essa publicação em Deutsche Nationalbibliografie; dados biográficos detalhados estão disponíveis na Internet: http://dnb.d-nb.de.

Coverbild / Imagem da capa: www.ingimage.com

Verlag / Editora:
Novas Edições Acadêmicas
ist ein Imprint der / é uma marca de
OmniScriptum GmbH & Co. KG
Heinrich-Böcking-Str. 6-8, 66121 Saarbrücken, Deutschland / Niemcy
Email / Correio eletrônico: info@nea-edicoes.com

Herstellung: siehe letzte Seite /
Publicado: veja a última página
ISBN: 978-3-639-74239-8

AGRADECIMENTOS

Ao **PROFESSOR DOUTOR CARLOS D'APPARECIDA SANTOS MACHADO FILHO**, orientador deste trabalho e grande referência profissional, pela paciência, dedicação e incentivo à pesquisa.

Ao **PROFESSOR DOUTOR FRANCISCO MACEDO PASCHOAL**, co-orientador deste trabalho, pela confiança, amizade, convite e incentivos iniciais às atividades do mestrado.

Ao **PROFESSOR DOUTOR LUIZ HENRIQUE CAMARGO PASCHOAL**, grande mestre e referência dermatológica nacional, pela amizade, incentivo, e por ter me aberto as portas para a Dermatologia.

Aos professores e amigos **FERRUCIO FERNANDO DALL'AGLIO, LUCIA MIOKO ITO, JEFFERSON ALFREDO DE BARROS** e **SIMÃO COHEN**, pelo grande incentivo inicial, através de ensinamentos dermatológicos e profissionais que me servirão sempre como referências.

À **PROFESSORA DOUTORA LOURDES CONCEIÇÃO MARTINS**, pela grande colaboração na elaboração das tabelas e análise estatística deste estudo.

Ao **PROFESSOR DOUTOR LUIZ CARLOS DE ABREU**, pelos ensinamentos sobre escrita científica e pelas sugestões que muito contribuíram para o término desta dissertação.

Às amigas dermatologistas **MARILIZA TIEMI NOMURA** e **ELAINE MARQUES** pela colaboração na fase inicial do estudo.

1

Aos amigos dermatologistas *LUIZ ROBERTO TERZIAN, FRANCISCO LE VOCI, FABIO ROISSMAN TIMONER, MARCIO WAGNER, NOBUO MATSUNAGA, FABIA OPPIDO SCHALCH, CRISTINA LACZYNSKI, CELIA PREARO, DANI SOLOWIEJCZYK, MARCOS ANTONIO RODRIGUES MARTINEZ, LUIZ ROBERTO COSTA, MARIO MARQUES DE CARVALHO, ANDREIA CASTANHEIRA DA COSTA* e *RODRIGO SESTITO PROTO*, companheiros da Faculdade de Medicina do ABC, pelo incentivo, apoio e amizade.

A todos os *MÉDICOS ASSISTENTES E RESIDENTES DA FACULDADE DE MEDICINA DO ABC*, pelo auxílio na seleção de pacientes e pelo convívio diário.

Aos *FUNCIONÁRIOS DA DISCIPLINA DE DERMATOLOGIA DA FACULDADE DE MEDICINA DO ABC*, e para todos que, direta ou indiretamente, colaboraram na realização deste estudo.

À *FAMÍLIA,* referência constante ao longo dos anos, pelo carinho, apoio e amizade irrestritos e fundamentais.

SUMÁRIO

LISTA DE TABELAS

LISTA DE ABREVIATURAS

Melan A/ MART-1	Antígeno melanocítico reconhecido por células T
AIRE	regulador autoimune
AIS1	*locus* de susceptibilidade autoimune
CMV	citomegalovírus
COMT	Catecol -0 - methyltransferase
CTLA4	linfócito T citotóxico associado 4
ECA	enzima de conversão da angiotensina
ELISA	teste imunoenzimático para detecção de anticorpos específicos
ESR1	receptor de estrógeno 1
GCH1	GTP ciclohidrolase 1 ou guanosina trifosfato ciclohidrolase 1
Hab	habitante
Kd	quilodalton
Km	quilômetro
MBL	lecitina ligante de manose
MBL-2	lecitina ligante de manose - 2
MHC	complexo de histocompatibilidade principal
nm	nanometro
PCR	reação de polimerase em cadeia
RNAm	ácido ribonucléico mensageiro
SLEV1	lúpus eritematoso sistêmico relacionado ao vitiligo

SOX	fator de transcrição SOX
TRP	tirosinase
VIT1	antígeno associado ao vitiligo
VIT40	antígeno associado ao vitiligo
VIT75	antígeno associado ao vitiligo
VIT90	antígeno associado ao vitiligo
6BH4	6-biopterina
7BH4	7-biopterina
HIV	vírus da imunodeficiência humana
PCR	reação de polimerase em cadeia
dp	desvio padrão

RESUMO

Introdução: O vitiligo é uma desordem cutânea caracterizada por máculas acrômicas (brancas) em qualquer parte da pele e/ou mucosas, que atinge de 0,5 a 2% da população mundial. Existem poucas publicações mundiais sobre vitiligo que abordam características epidemiológicas, e no Brasil, com exceção de estudos realizados em crianças, não se observam outros sobre vitiligo. **Objetivo:** Verificar o perfil clínico-epidemiológico de indivíduos acometidos por vitiligo e avaliar o comportamento da doença em diferentes grupos etários. **Materiais e métodos:** Foi realizado um estudo transversal retrospectivo em 669 pacientes com vitiligo, no período de janeiro de 2001 a maio de 2006, atendidos na Faculdade de Medicina do ABC, localizado na região metropolitana do Estado de São Paulo, Brasil. **Resultados:** Observou-se predomínio do sexo feminino com 416 casos (62,2%), e do grupo etário adulto com 406 casos (62,5%). Ocorreram maiores picos de incidência entre a segunda e terceira décadas de vida (18,3% e 16,9% respectivamente), e o fototipo 3 foi o mais frequente (49,9%). Houve maior prevalência do vitiligo segmentar entre crianças e adolescentes (36,4%), comparando-se com adultos (11,3%) e idosos (6,7%), e o vitiligo de comportamento estável também foi proporcionalmente mais freqüente na infância e adolescência (46,2%), do que nos adultos (32,5%) e idosos (36,7%).

Conclusões: Os achados deste estudo ambulatorial são semelhantes aos encontrados em estudos realizados em outros países, destacando-se a maior prevalência do vitiligo segmentar e do vitiligo com evolução estável entre crianças e adolescentes.

Palavras-chave: Vitiligo. Dermatologia clínica. Epidemiologia

ABSTRACT

Introduction: Vitiligo is a skin disorder characterized by achromic macules (white) on the skin and / or mucous membranes, which affects 0.5 to 2% of the population. There are few publications that address the world regarding vitiligo epidemiological profile. In Brazil there are only studies in children. **Objective:** To assess the clinical and epidemiological profile of individuals affected by vitiligo and to evaluate the behavior of the disease in different age groups. **Materials and Methods:** We conducted a retrospective cross-sectional study in 669 patients with vitiligo from January 2001 to May 2006, who attended at the Faculty of Medicine of ABC, located in the metropolitan region of São Paulo, Brazil. **Results:** There was a predominance of females (62.2%), and adult age group (62.5%), with higher prevalence peaks between the second and third decades of life (18.3% and 16.9 %, respectively). The skin phototype 3 was the most frequent (49.9%). The lesions began on the face most commonly in children and adolescents (32.6%) and elderly (23.3%), and on hands in adults (24.0%). There was a higher prevalence of segmental vitiligo in children and adolescents (36.4%), compared with adults (11.3%) and elderly (6.7%), and vitiligo with stable evolution was also proportionately more frequent in childhood and adolescents (46.2%) than in adults (32.5%) and elderly (36.7%). **Conclusions:** Our findings are similar to other countries, mainly regarding the higher prevalence of segmental vitiligo and vitiligo with stable development among children and adolescents.

Keywords: Vitiligo. Clinical dermatology. Epidemiology

9

1 INTRODUÇÃO

O vitiligo é uma discromia cutânea adquirida, idiopática, caracterizada clinicamente pela presença de máculas branco-nacaradas de diferentes tamanhos e formas com tendência a aumentar centrifugamente de tamanho.[1,2] Os mecanismos patogênicos envolvidos decorrem de fatores genéticos, autoimunes, bioquímicos, oxidativos, neurais, virais e ambientais, que acarretam a redução física e/ou funcional de melanócitos e consequente despigmentação da pele e/ou mucosas.[3-6]

As lesões de vitiligo acometem mais comumente a face, pescoço e áreas sujeitas a traumatismo contínuo, especialmente as proeminências ósseas nas mãos, antebraços e pés, embora possam aparecer em qualquer lugar, incluindo as membranas mucosas.[2,7,8]

O seu diagnóstico diferencial inclui outras dermatoses que evoluem com diminuição total ou parcial da pigmentação como o nevo acrômico, albinoidismo, piebaldismo, hipomelanose de Ito, pitiríase versicolor, pitiríase alba, líquen escleroso e atrófico, e hanseníase[2,9]

A classificação clínica de Koga,[10] desenvolvida com base em parâmetros clínicos e patogenéticos, vem sendo amplamente utilizada em estudos recentes e divide o vitiligo em duas formas clínicas: não-segmentar (tipo A) e segmentar (tipo B). A forma não-segmentar é a mais comum, caracteriza-se pela presença de manchas distribuídas simetricamente e, geralmente, apresenta evolução crônica e instável. O vitiligo segmentar é mais raro, as manchas distribuem-se unilateralmente na região de um dermátomo e apresenta início precoce, evolução rápida e posterior persistência sem mudanças.[9-11]

Sob o ponto de vista epidemiológico, o vitiligo é a leucodermia adquirida mais frequente. Estima-se que sua prevalência na população mundial varie entre 0,5 e 2%.[1,12] Entretanto, estudos recentes de grande casuística, como o de Lu et al.,[13] na China, onde a prevalência do vitiligo foi de 0,093%, sugerem que dados epidemiológicos prévios foram superestimados.

A doença geralmente começa na infância ou na idade adulta jovem, com um pico de início entre 10 e 30 anos.[6] Ambos os sexos são igualmente afetados, embora alguns estudos ambulatoriais relatem uma preponderância do sexo feminino, que pode ser potencialmente enviesada devido à maior preocupação estética por pacientes mulheres, o que levaria à maior procura por atendimento especializado.[2,6,13,14]

Todas as raças são afetadas pela doença, não havendo estudos que evidenciem maior prevalência mundial de determinada etnia ou fototipo de pele.[6,7,14]

Quanto ao caráter evolutivo da doença, estudos ambulatoriais geralmente relatam maior prevalência do vitiligo com evolução instável, sendo este um dos principais motivos do paciente procurar auxílio médico.[14]

Fatores psíquicos e físicos são usualmente atribuídos como predisponentes ao surgimento de lesões de vitiligo. Estudos variados demonstram que aproximadamente 7,2% dos pacientes associam o início da doença com algum distúrbio emocional, enquanto 21 a 60% relatam o aparecimento de manchas acrômicas após traumatismos físicos, fenômeno esse denominado isomórfico ou de Koebner.[2,16]

Existem poucas publicações mundiais sobre vitiligo que abordam características clínicas e epidemiológicas, e raramente são avaliadas possíveis peculiaridades na manifestação da doença entre diferentes grupos etários. No Brasil, com exceção dos estudos realizados em crianças por Carvalho et al.,[17] Fernandes et al.,[18] Silva et al.,[9] não se observam outros sobre o tema.

2 OBJETIVOS

- Verificar o perfil clínico-epidemiológico de indivíduos acometidos por vitiligo atendidos em uma unidade de referência em Dermatologia (Faculdade de Medicina do ABC).

- Avaliar o comportamento da doença em diferentes grupos etários: crianças e adolescentes, adultos e idosos.

3 REVISÃO DA LITERATURA

3.1 Vitiligo: definição

O vitiligo é uma doença cutânea adquirida, idiopática, caracterizada patogenicamente pela redução física e/ou funcional de melanócitos e consequente despigmentação da pele e/ou mucosas. Melanócitos são células derivadas da crista neural, localizados na camada basal da epiderme, matriz do folículo piloso, ouvido interno, olhos e leptomeninges. Apresentam no citoplasma organelas denominadas melanossomas que sintetizam e armazenam melanina (melanogênese) e são transferidas aos queratinócitos através das ramificações dendríticas dos melanócitos. [2,4,5,19,20]

3.2 Manifestações clínicas

O vitiligo caracteriza-se pela presença de máculas acrômicas, com diagnostico clinico fácil na maioria dos casos. O seu diagnóstico diferencial inclui outras dermatoses que evoluem com diminuição total ou parcial da pigmentação como o nevo acrômico, albinoidismo, piebaldismo, hipomelanose de Ito, pitiríase versicolor, pitiríase alba, líquen escleroso e atrófico, e hanseníase. [2,4,6,19,20]

A doença não leva à incapacidade funcional, mas causa grande impacto psicossocial. Pode ser desfigurante, influindo negativamente na auto-estima e na qualidade de vida dos pacientes, sobretudo nos casos extensos e em pessoas de pele escura, devido ao grande contraste entre a cor da pele e o vitiligo na pele circundante normal.[6,20,21]

Há queixas de discriminação social, sendo que, muitas vezes, os portadores de vitiligo chegam a ser estigmatizados. Em algumas culturas o vitiligo é confundido com doenças contagiosas como a hanseníase, e a perda de pigmento pode ser vista pelos pacientes como uma ameaça à identidade racial.[6,21]

3.3 Formas clínicas

Nas últimas décadas foram propostos diferentes sistemas de classificação clínica da doença, por se reconhecer que nem todos os casos de vitiligo se comportam da mesma forma ou têm as mesmas características. Lerner,[22] inicialmente, classificou a doença, com ênfase na localização das lesões, em vitiligo vulgar (mais comum), vitiligo segmentar, vitiligo focal ou parcial, vitiligo universal e vitiligo perinévico (*nevus* de Sutton). Koga,[10] baseando-se em parâmetros clínicos (morfologia, progressão, prognóstico e tratamento) e patogenéticos, dividiu didaticamente o vitiligo nas formas clínicas não-segmentar (tipo A) e segmentar (tipo B). A forma não-segmentar é a mais comum, caracteriza-se por poucas ou várias manchas geralmente distribuídas simetricamente, pode apresentar evolução crônica e instável, e apresenta frequente associação com o fenômeno de Koebner e com doenças autoimunes, como o nevo de Sutton, distúrbios da tireóide, *diabetes* juvenil, anemia perniciosa e doença de

Addison. O vitiligo segmentar é mais raro, as manchas distribuem-se unilateralmente na região de um dermátomo, e caracteriza-se pelo início precoce, evolução rápida e posterior persistência sem mudanças.[10,11,23]

3.4 Etiopatogenia

O vitiligo apresenta etiopatogenia multifatorial e poligênica. A patogênese permanece indefinida, no entanto várias teorias foram elaboradas para explicar a perda funcional de melanócitos epidérmicos. Os mecanismos propostos envolvem fatores genéticos, autoimunes, bioquímicos, oxidativos, neurais, virais e ambientais.[2,4,6,19,20] É provável que o vitiligo seja resultado da convergência de vários mecanismos patogênicos, e grande parte dos especialistas concorda que pode se tratar de uma síndrome, ao invés de uma única entidade.[6]

3.5 Fatores genéticos

Segundo Nath et al.,[24] aproximadamente 20% dos pacientes com vitiligo têm pelo menos um parente de primeiro grau com a doença. O vitiligo é herdado geneticamente em um padrão não-mendeliano e caracteriza-se pela heterogeneidade genética, penetrância incompleta e suscetibilidade de alterações em múltiplos *loci*. Essa herança pode envolver genes associados com biossíntese de melanina, resposta ao estresse oxidativo e regulação da autoimunidade.[6,25]

16

O gene catalase tem sido implicado na patogênese do vitiligo. A mais provável alteração seria o polimorfismo de nucleotídeo único no exon 9 do gene da catalase. Atividade reduzida da enzima foi demonstrada na epiderme de pacientes acometidos tanto em áreas lesionais quanto em áreas de pele normal. Catalase é uma enzima peroxisomal encontrada em quase todos os organismos. Quando exposta ao oxigênio, catalisa a decomposição do peróxido de hidrogênio à água e ao oxigênio, prevenindo o dano celular por radicais de oxigênio altamente reativos.[6,25-28]

Outros genes têm sido sugeridos como mediadores para maior susceptibilidade ao vitiligo: regulador autoimune (AIRE), linfócito T citotóxico associado 4 (CTLA4), GTP ciclohidrolase 1 (GCH1), proteína associada ao vitiligo 1 (VIT1), catecol-0 – methyltransferase (COMT), enzima de conversão da angiotensina (ECA), lúpus eritematoso sistêmico relacionado ao vitiligo (SLEV1), *locus* de susceptibilidade autoimune (AIS1), receptor de estrógeno 1(ESR1), e o gene TAP/LMP do complexo de histocompatibilidade principal (MHC).[29]

3.6 Fatores autoimunes

A associação com doenças autoimunes e presença de anticorpos circulantes no soro de pacientes com vitiligo dão fundamento à participação da imunidade humoral na patogênese da doença. Os distúrbios da tireóide, particularmente tireoidite de Hashimoto e doença de Graves, são comumente associados com vitiligo, assim como outras endocrinopatias, tais como doença de Addison e *diabetes mellitus*. Alopecia areata, anemia perniciosa, *lupus* eritematoso sistêmico, doenças inflamatórias intestinais, artrite reumatóide, psoríase e síndrome poliglandular também podem estar associados, embora o significado de algumas destas associações ainda seja controverso.[25,30]

O argumento mais convincente para a patogênese autoimune foi a demonstração de auto-anticorpos circulantes no soro de pacientes com vitiligo, dirigidos especificamente contra os antígenos de superfície celular dos melanócitos, através de diversas técnicas: imunoprecipitação, imunofluorescência indireta, immunoblotting e ELISA. Os níveis destes anticorpos parecem estar correlacionados com a extensão e atividade da doença, e 80% dos indivíduos acometidos têm auto-anticorpos circulantes contra antígenos de superfície dos melanócitos, que são citotóxicos para os melanócitos normais e células de melanoma *in vitro* e *in vivo*.[25,30] Com o uso de técnicas de imunoprecipitação, foram identificados antígenos imunodominantes, inicialmente caracterizados com peso molecular de 40-45, 75 e 90 Kd, designados VIT40, VIT75 e VIT90, sendo o último exclusivo das células pigmentadas.[31,32] Outros antígenos como Tirosinase, TRP-1 e TRP-2 também foram identificados, mas os estudos publicados sobre o assunto apresentaram dados conflitantes.[33] Segundo Palermo et al.,[34] alguns pacientes com vitiligo têm anticorpos para melan A/MART-1 (*Melanoma Antigen Recognized by T-cells*), uma proteína específica de diferenciação melanocítica, expressa nos melanócitos benignos e malignos, e, de acordo com os relatos de Ongenae et al.,[32] fatores de transcrição SOX, que estão envolvidos na diferenciação dos tecidos derivados da crista neural, foram identificados como antígenos melanocíticos nos casos de vitiligo associados com síndromes poliendócrinas AUTOIMUNEs.

Autoanticorpos órgãos-específicos, como os anticorpos antitireoglobulina e antimicrossomal, presentes nas tireoidites autoimunes e anticorpos anticélulas

18

parietais gástricas, detectados em pacientes com anemia perniciosa, também são frequentemente elevados em pacientes com vitiligo, em comparação com grupos controle. Onay et al.,[35] corroborando a teoria autoimune do vitiligo, sugeriram que uma alteração no gene *mannose-binding lectin* 2 (Mbl-2), devido a polimorfismo localizado no códon-54, aumenta a predisposição a infecções e doenças autoimunes, podendo desencadear maior susceptibilidade ao vitiligo. A lecitina ligante de manose (Mbl) é uma proteína sérica cálcio dependente sintetizada no fígado, que tem uma importante função na imunidade inata do hospedeiro, pela sua ligação de alta afinidade a resíduos de manose ou a outros carboidratos componentes de vírus, de bactérias e de leveduras. [25,35]

3.7 Fatores bioquímicos

Alterações bioquímicas nas áreas acometidas pela doença também foram evidenciadas. Schallreuter et al.[36] demonstraram que a fluorescência característica do vitiligo à luz de Wood pode ser resultante do acúmulo de duas diferentes substâncias chamadas pteridinas na forma oxidada, que são a 6-biopterina, com fluorescência rósea, e a 7-biopterina, seu isômero, com fluorescência amarelo-esverdeada. Sabe-se que a (6R) - L - eritro 5, 6, 7, 8 tetrahidropterina (6BH4) é um co-fator essencial a várias etapas do metabolismo intracelular, incluindo a hidroxilação de aminoácidos aromáticos como a L-fenilalanina, L-tirosina e L-triptofan. Além disso, há evidências de que as pteridinas são sintetizadas durante a ativação da imunidade celular e a hematopoiese.

19

Lei et al.[38] descreveram a presença da enzima 4a-OH-tetra-hidropterina-desidratase, envolvida na regeneração das tetrahidropterinas, nos queratinócitos epidérmicos e também concluíram que, em condições fisiológicas, a presença do co-fator 6BH4 é crucial, tanto em melanócitos, quanto em queratinócitos, para ativação da enzima fenilalanina-hidroxilase e síntese de L-tirosina a partir da L-fenilalanina. Nos portadores de vitiligo, entretanto, observa-se uma superprodução de 6BH4 associada ao acúmulo de seu isômero 7BH4.

Recentemente, foram estabelecidas duas possíveis causas desse aumento na produção das tetra-hidropterinas: ou por aumento na atividade da GTP-ciclo-hidrolase I, enzima importante na síntese de 6BH4, ou por defeito na reciclagem da 6BH4 associada à redução da atividade da 4a-OH tetra-hidropterina.[39]

Essa hipótese foi testada usando-se um espectroscópio não invasivo em 23 pacientes portadores de vitiligo. Os resultados demonstraram que todos os pacientes tinham níveis elevados de fenilalanina nas áreas lesadas em comparação com a pele normal. Entretanto, Cormane et al.,[40] demonstraram, anteriormente, não haver qualquer evidência de acúmulo periférico desse aminoácido essencial nesses pacientes. Tais assertivas evidenciam a necessidade de outros estudos mais conclusivos no que se refere às alterações quantitativas e qualitativas desse aminoácido nos pacientes com vitiligo.

3.8 Fatores oxidativos

Alterações morfofuncionais intracelulares decorrentes do estresse oxidativo podem desempenhar um importante papel na patogênese do vitiligo, devido à ação

20

de metabólitos citotóxicos (radicais livres) produzidos no processo de síntese de melanina, com consequente degeneração de melanócitos, por uma falha no mecanismo de defesa contra os radicais livres. Análises de culturas de melanócitos e do soro de pacientes evidenciaram que o acúmulo de radicais livres tóxicos, como óxido nítrico, superóxido dismutase, glutatione peroxidase e malondialdeído levariam à degeneração de melanócitos. Além disso, as células vermelhas de pacientes com vitiligo têm níveis mais baixos de glutationa, que ajuda a prevenir danos causados por radicais livres.[32,33,41]

3.9 Fatores neurais

Os melanócitos são células derivadas da mesma linhagem embriológica que o sistema nervoso, ou seja, da crista neural, e o vitiligo segmentar geralmente ocorre num padrão de distribuição por dermátomos. Tais fatores levaram à formulação da hipótese neural na patogênese da doença, onde mediadores químicos liberados a partir de terminações nervosas causariam diminuição na produção de melanina.[2,6,42]

A influência neural sobre o vitiligo segmentar foi constatada posteriormente por Toyoda et al.,[43] que demonstraram a atuação de terminações nervosas cutâneas na ativação de melanócitos, pela ação de neuropeptídeos, estimulando a melanogênese, e por Tu et al,[44] que evidenciaram elevados níveis de neuropeptídeo Y nas manchas de vitiligo segmentar, bem como diminuição da sudorese e alterações degenerativas ou regenerativas discretas nos axônios e células de Schwann.

3.10 Fatores virais

A influência viral em subgrupos de pacientes com vitiligo vem sendo sugerida, devido à identificação do DNA de citomegalovírus (CMV) em biópsias por Grimes et al.[45] Embora ainda controverso, um possível envolvimento de outros vírus, como o da hepatite C, HIV, e o vírus Epstein-Barr tem sido relatado por alguns autores, e novos estudos deverão ser realizados utilizando técnicas de biologia molecular (PCR), procurando identificar o DNA viral em lesões vitiliginosas.[45-47]

3.11 Fatores ambientais

Alguns autores, como Steiner et al.,[2] em seu artigo de revisão sobre vitiligo, associam fatores ambientais, como o estresse emocional, traumas, queimaduras (incluindo a solar) e a exposição a alguns pesticidas, ao surgimento da dermatose.[48]

Segundo Al'Abadie et al.,[31] o estresse emocional aumenta os níveis de hormônios neuroendócrinos e de neurotransmissores autônomos, o que altera o sistema imune e ativa regiões específicas do cérebro ricas em neuropeptídeos, modificando os níveis destes e favorecendo sua liberação antidrômica na pele. Isso poderia responder pelo início do vitiligo em algumas pessoas. Salzer e Schallreuter[49] demonstraram que os pacientes com vitiligo apresentam uma densidade aumentada de a???? receptores β2-adrenérgicos nas áreas responsáveis pelo processo de diferenciação entre os queratinócitos, associada à absorção defeituosa de cálcio extracelular, e os níveis de norepinefrina no plasma foram significativamente maiores em comparação com os indivíduos do grupo controle. No mesmo estudo, 75% dos pacientes referiram distúrbios psicológicos e sensação de desfiguração moderada a severa.[37][49]

Observa-se, também, com frequência no vitiligo, o surgimento de lesões em áreas submetidas a trauma físico, fenômeno esse denominado isomórfico ou de Koebner, descrito inicialmente por Heinrich Koebner em 1872, que pode surgir em outras dermatoses como psoríase, líquen plano, verruga viral, molusco contagioso, varicela e doença de Darier. A patogênese do fenômeno de Koebner permanece desconhecida. Postula-se que exista participação de fatores patogenéticos imunológicos, vasculares, dérmicos, enzimáticos, inibitórios, neurais, de crescimento, genéticos e hormonais. Segundo alguns estudos, alterações capilares na derme precederiam todas as outras alterações morfológicas. [50,51]

3.12 Análise de melanócitos: exames complementares

Do ponto de vista histológico, existem colorações que facilitam a visualização microscópica de melanócitos e seus produtos.

Nos cortes histológicos corados com Hematoxilina-eosina, os melanócitos aparecem como células dispersas aleatoriamente na camada basal, com núcleo pequeno e hipercromático, e citoplasma claro.[52]

A coloração de Fontana-Masson é um método de impregnação pela prata utilizado rotineiramente na identificação de melanina, que se cora em negro.[53]

Conforme descrito por Machado,[54] a reação de dopa consiste na incubação de

23

cortes de pele com uma solução de 3,4-dihidroxifenilalanina (dopa) e identifica células portadoras de tirosinase (enzima exclusiva do melanócito). Sua positividade depende da presença de tirosinase ativa, o que divide os melanócitos em dopa positivos (metabolicamente ativos) e dopa negativos (metabolicamente inativos).

Kameyama et al.,[55] utilizaram métodos histoquímicos com anticorpos contra proteínas enzimáticas intermediárias na síntese de melanina relacionadas com a tirosinase (TRP), como a TRP-1, TRP-2, a proteína Pmel-17 e peroxidases, encontradas em estruturas melanossômicas.

Estruturas melanossômicas também podem ser identificadas através da utilização de anticorpos monoclonais empregados em métodos imunohistoquímicos, como: NKI/beteb, A4F11,[56] anti-PEP-1, anti-PEP-2, anti-PEP-8,[57] TMH-1,[58] HMB45.[59]

Takada et al.[60] utilizaram a hibridização *in situ* para o ácido ribonucléico mensageiro (RNAm) de tirosinase para identificar melanócitos amelanóticos em folículos pilosos de pêlos brancos.

Machado et al.[61] realizaram estudo da reação de polimerase em cadeia (PCR) para pesquisar a presença de RNAm de tirosinase em pacientes com vitiligo.

3.13 Epidemiologia

O vitiligo é a leucodermia adquirida mais frequente. Estima-se que sua prevalência na população mundial varie entre 0,5 e 2%.[1,12] Entretanto, alguns estudos realizados com base em inquéritos à população têm mostrado que esse valor foi superestimado. Lu et al.[13] avaliaram 42.833 pessoas na província de Shaanxi, na China, onde a prevalência do vitiligo foi de 0,093%. Outros estudos evidenciaram

24

prevalência de 0,36% na Dinamarca, 0,46% em Calcutá, 0,33% na Líbia, 0,5-1% nas Antilhas Francesas, e 0,74% nos Estados Unidos.[62-66]

De acordo com Halder e Chappell,[6] a doença geralmente começa na infância ou na idade adulta jovem, com um pico de início entre 10-30 anos. Tal referência é corroborada por Zhang et al.[67] e Liu et al.[68] na China, e Onunu e Kubeyinje[8] na Nigéria, em estudos com grande casuística.

Cerca de 50% dos casos se iniciam antes dos 20 anos de vida e 25% antes dos 10 anos, conforme relatos de Silva et al.,[9] Halder et al.[69] e Shah et al.,[70] e seu aparecimento pode ser precoce, existindo alguns relatos de casos com início nos primeiros seis meses de idade.

Ambos os sexos são igualmente afetados, segundo Nordlund e Majumder,[3] porém uma preponderância do sexo feminino tem sido relatada.[2] Alkhateeb et al.[14] e Halder e Chappell[6] supõem que essa discrepância possa ser potencialmente enviesada em estudos ambulatoriais, devido à maior preocupação estética por pacientes mulheres, o que levaria à maior procura por atendimento especializado.

Todas as raças são afetadas pela doença, não havendo estudos que evidenciem maior prevalência mundial de determinada etnia ou fototipo de pele. Os resultados mais comumente encontrados em publicações anteriores foram diretamente proporcionais ao fototipo ou etnia predominante em determinada região ou país. Taieb e Picardo,[71] por exemplo, num estudo europeu, identificaram predomínio do Fototipo 3 de Fitzpatrick, enquanto Alkhateeb et al.[14] realizaram um estudo na América do Norte e no Reino Unido, e relataram maior prevalência da doença no grupo étnico caucasiano, caracterizado pelos fototipos 1, 2 e 3.

As lesões de vitiligo acometem mais comumente a face, pescoço, e áreas sujeitas a traumatismo contínuo, especialmente as proeminências ósseas das mãos, antebraços e pés, embora possam aparecer em qualquer lugar, incluindo as membranas mucosas. [2,7,8] O local de surgimento da primeira lesão é pouco avaliado em estudos clínico-epidemiólógicos prévios, sendo mais comuns relatos sobre as regiões anatômicas mais frequentemente acometidas. Dentre os poucos estudos recentes, Arycan et al.,[72] na Turquia, observaram que o local mais comum de aparecimento foi nos membros superiores, enquanto Akrem et al.,[73] na Tunísia, relataram que os membros inferiores foram o sítio inicial de surgimento na maioria dos pacientes.

Clinicamente, o vitiligo pode ser classificado, segundo Koga[10] em segmentar e não-segmentar, sendo consensual na literatura o predomínio do vitiligo não-segmentar.[9,11,74]Em estudos recentes, Shah et al.,[70] na Índia, por exemplo, relataram que 92,5% dos pacientes apresentavam formas não segmentares da doença, em concordância com Liu et al.,[68] na China, que descreveram acometimento de 90,0% dos pacientes pelo vitiligo não-segmentar.

Quanto ao caráter evolutivo da doença, estudos ambulatoriais geralmente relatam maior prevalência do vitiligo com evolução instável, sendo este um dos principais motivos de o paciente procurar auxílio médico. Hann et al.,[15] na Coréia do Sul, observaram progressão da doença em 88,8% dos casos, e Shah et al. ,[70] em 65.59%. Alguns fatores foram considerados preditivos para a progressão do vitiligo, como tempo de duração da doença, estresse emocional, associação com outras comorbidades, queimaduras graves e gravidez, embora necessitem de mais estudos comprobatórios.[22,75]

Distúrbios psíquicos e traumas físicos são usualmente atribuídos como predisponentes ao surgimento de lesões de vitiligo. Segundo Nogueira et al.,[16] estudos variados demonstram que aproximadamente 7,2% dos pacientes associam o início da doença com algum distúrbio emocional, enquanto Mattoo et al.,[76] na Índia, relataram que 25% dos pacientes apresentavam alguma morbidade psiquiátrica associada.

O aparecimento de lesões desencadeadas por traumatismos físicos (fenômeno de Koebner) foi descrito em proporções que variam de 21 a 60% dos pacientes com vitiligo, conforme casuística observada por Steiner et al.[2] em seu artigo de revisão. Dados corroborativos recentes foram apresentados por Taieb e Picardo[71] e Birlea et al.,[77] na Romênia, ao relatarem presença do fenômeno de Koebner em 30% e 39% dos casos, respectivamente.

4 CASUÍSTICA E MÉTODO

4.1 Tipo de estudo

Trata-se de estudo transversal retrospectivo baseado na análise descritiva dos dados primários de prontuários de pacientes diagnosticados com vitiligo.

4.2 Casuística

Foi utilizada uma amostra não probabilística por conveniência, resultando num total de 669 pacientes com diagnóstico de vitiligo, que satisfaziam os critérios de inclusão e exclusão, atendidos no período de janeiro de 2001 a maio de 2006.

4.2.1 Local do estudo

Todos os pacientes foram atendidos no Ambulatório de Vitiligo da Disciplina de Dermatologia da Faculdade de Medicina do ABC, localizada em Santo André.

A instituição é considerada referência no atendimento aos pacientes moradores da Região do Grande ABC, situada na região metropolitana do Estado de São Paulo e composta por sete municípios que perfazem uma área de 825 km², totalizando uma população de 2.354.722 habitantes, com densidade demográfica de

2.854,2 hab./km². A região possui a maior renda per capita anual do país (10.600 dólares por habitante), com taxa de analfabetismo menor que a média nacional (6,3%), e cerca de 99,5 da população vive em zonas urbanas, com predomínio da atividade econômica nas áreas de comércio e serviços (56,7%) e industrial (43,3%). Há discreta prevalência do sexo feminino (50,23%), a expectativa de vida é de 70,4 anos, com pirâmide etária predominante entre a segunda e quarta décadas de vida, a raça branca é a mais frequente (70,1%), e o catolicismo é a religião preponderante em aproximadamente 70% da população.[78]

4.2.2 Critérios de inclusão e exclusão

Foram selecionados todos os pacientes com diagnóstico de vitiligo que foram atendidos no Ambulatório de Vitiligo da Disciplina de Dermatologia da Faculdade de Medicina do ABC, no período de janeiro de 2001 a maio de 2006.

4.2.3 Definição de caso

Adotou-se, como definição de caso de vitiligo, o diagnóstico essencialmente clínico com a presença na pele de máculas acrômicas, de limites nítidos, coexistindo com áreas de pigmentação normal em um mesmo indivíduo.

Nos casos de dúvida, foi utilizada a Luz de Wood, uma luz ultravioleta A de longo comprimento de onda, emitida do filtro de Wood, o qual é opaco a todas as radiações, com exceção daquelas com comprimento de onda entre 320 a 400 nm, no

29

espectro ultravioleta, com pico em 365 nm, que ressalta uma fluorescência branco-azulada na pele lesada decorrente do acúmulo de 6-biopterina e 7-biopterina. Trata-se de um artifício bastante importante que permite o diagnóstico das lesões pouco visíveis a olho nu e o acompanhamento terapêutico do paciente.[2]

4.3 MÉTODO

Os pacientes foram submetidos à anamnese e ao exame dermatológico, baseados em protocolo específico (Anexo A). O protocolo desse estudo foi submetido ao Comitê de Ética em Pesquisa da Faculdade de Medicina do ABC, tendo sido aprovado no Registro CEP FMABC sob o n. 287/2010 (Anexo B).

O perfil clínico-epidemiológico dos pacientes foi estabelecido a partir da análise criteriosa das seguintes variáveis:

a) Variáveis demográficas:

- idade média de início da doença;

- idade média dos pacientes;

- sexo;

- grupos etários, divididos em crianças e adolescentes, adultos e idosos;

- faixas etárias, divididas por décadas de vida;

- fototipo, segundo classificação elaborada por Fitzpatrick et al.,[79] onde indivíduos, quando expostos ao sol das 12 horas por 15 a 30 minutos, obtêm as seguintes respostas no que diz respeito a eritema e bronzeamento:

- Tipo I - Sempre queima, nunca se bronzeia
- Tipo II - Usualmente queima, bronzeia com dificuldade
- Tipo III - Queimadura discreta eventual, bronzeamento médio
- Tipo IV - Raramente queima, bronzeamento fácil
- Tipo V - Raramente queima, bronzeamento intenso, pele não exposta clara
- Tipo VI - Nunca queima, pele não exposta negra

b) Variáveis relacionadas aos aspectos clínicos da doença:

- tempo de evolução do vitiligo;
- localização da primeira lesão;
- classificação clínica do vitiligo, segundo Koga,[10] em segmentar ou não segmentar;
- fatores desencadeantes psíquicos e/ou físicos;
- atividade da doença, definida como vitiligo instável (em progressão) ou estável (ausência de lesões novas e sem aumento das preexistentes há um tempo mínimo de um ano).[80]

4.4 Análise estatística

Inicialmente, foi realizada a análise estatística descritiva de todas as variáveis do estudo. As variáveis qualitativas foram apresentadas em valores absolutos e relativos, e as variáveis quantitativas foram apresentadas em termos de seus valores de tendência central e dispersão.[81]

Posteriormente, todos os pacientes foram divididos em três grupos etários: crianças e adolescentes, adultos e idosos. Para se comparar a distribuição das variáveis qualitativas entre os diferentes grupos etários foi utilizado o teste de Qui-quadrado e/ou teste exato de Fisher, a fim de avaliar se as proporções observadas mostram ou não diferenças significativas. O nível de significância foi de 5%.[82]

4.5 Limitações de estudo

A população estudada abrangeu exclusivamente pacientes atendidos no Ambulatório de Vitiligo da Disciplina de Dermatologia da Faculdade de Medicina do ABC, provenientes de demanda espontânea ou de encaminhamentos da rede básica de serviços ou de outros hospitais não especializados. Portanto, os resultados, mesmo apresentando validade interna, não permitem inferências para o universo dos pacientes com vitiligo residentes na Região do Grande ABC.

5 RESULTADOS

A casuística deste estudo é constituída de 669 pacientes, com idade média de início da doença de 23,6 anos (dp =.17,4), idade média dos pacientes de 33,6 anos (dp = 18,6), e tempo médio de evolução da doença de 10 anos (dp = 11,5).

As tabelas de 1 a 4 demonstram as características clínico epidemiológicas da população estudada.

Tabela 1 - Análise descritiva para sexo, grupos etários, faixas etárias por década de vida e fototipo

SEXO	N°	%
Feminino	416	62,2
Masculino	253	37,8
GRUPOS ETÁRIOS		
Crianças e Adolescentes (0-19 anos)	184	28,3
Adultos (20-59 anos)	406	62,5
Idosos (≥60 anos)	60	9,2
FAIXAS ETÁRIAS		
0 ┤ 10 anos	65	10,0
10 ┤ 20 anos	119	18,3
20 ┤ 29 anos	110	16,9
30 ┤ 39 anos	106	16,3
40 ┤ 49 anos	107	16,5
50 ┤ 59 anos	83	12,8
≥60 anos	60	9,2
FOTOTIPO		
1	4	0,7
2	85	14,0
3	248	40,9
4	208	34,3
5	58	9,6
6	4	0,7

Tabela 2 - Análise descritiva para localização da primeira lesão, classificação clínica
do vitiligo, fatores desencadeantes e atividade da doença

*LOCALIZAÇÃO DA 1ª LESÃO	N°	%
Couro cabeludo	11	1,7
Face	157	23,7
Orelhas	5	0,8
Pescoço	31	4,7
Membros superiores	46	6,9
Mãos, dedos	129	19,5
Periumbilical	1	0,2
Tórax anterior/posterior	42	6,3
Axilas	14	2,1
Membros inferiores (coxas/pernas)	109	16,4
Abdome	20	3,0
Região inguinal, quadril	20	3,0
Nádegas	5	0,8
Genital	37	5,6
Pés, dedos	36	5,4
CLASSIFICAÇÃO CLÍNICA		
Segmentar	122	18,2
Não-segmentar	547	81,8
FATORES DESENCADEANTES		
Ausentes	171	25,6
Psíquicos	180	26,9
Físicos	153	22,9
Ambos	165	24,7
***ATIVIDADE DA DOENÇA**		
Estável	244	36,6
Instável	423	63,4

Tabela 3 - Análise bidimensional entre os grupos etários e as variáveis sexo e localização da primeira lesão

Variáveis	Crianças e Adolescentes (0-19 anos)		Adultos (20-59 anos)		Idosos (≥60 anos)		p*
	N°	%	N°	%	N°	%	
Sexo							0,002
Feminino	98	53,3	272	67,0	32	53,3	
Masculino	86	46,7	134	33,0	28	46,7	
Localização da 1ª lesão							
Couro cabeludo	2	1,1	7	1,7	2	3,3	0,000
Face	59	32,6	81	20,0	14	23,3	
Orelhas	2	1,1	3	0,7	0	0,0	
Pescoço	12	6,6	17	4,2	2	3,3	
Membros superiores	5	2,8	33	8,1	7	11,7	
Mãos, dedos	12	6,6	97	24,0	13	21,7	
Periumbilical	0	0,0	1	0,2	0	0,0	
Tórax anterior/posterior	16	8,8	25	6,2	1	1,7	
Axilas	3	1,7	10	2,5	0	0,0	
Membros inferiores (coxas/pernas)	26	14,4	65	16,0	12	20,0	
Abdome	10	5,5	8	2,0	2	3,3	
Região inguinal, quadril	7	3,9	13	3,2	0	0,0	
Nádegas	1	0,6	4	1,0	0	0,0	
Genital	12	6,6	22	5,4	2	3,3	
Pés, dedos	14	7,7	18	4,4	4	6,7	

*:Teste de Qui-quadrado, *:p<0,05; NS=Não significativo

Tabela 4 - Análise bidimensional entre os grupos etários e as variáveis fototipo, fatores desencadeantes, atividade da doença e diagnóstico

Fototipo*	Crianças e Adolescentes (0-19 anos)		Adultos (20-59 anos)		Idosos (≥60 anos)		pvalue¥
	N°	%	N°	%	N°	%	
1	1	0,6	2	0,5	0	0,0	0,835
2	28	16,2	48	12,9	7	14,0	NS
3	71	41,0	155	41,7	17	34,0	
4	55	31,8	127	34,1	22	44,0	
5	17	9,8	38	10,2	3	6,0	
6	1	0,6	2	0,5	1	2,0	
Fatores desencadeantes*							
Ausentes	68	37,0	75	18,5	24	4C,0	0,000
Psíquicos	43	23,4	118	29,1	14	2C,3	
Físicos	43	23,4	89	21,9	14	2C,3	
Ambos	30	16,3	124	30,5	8	1C,3	
Atividade da doença							
Estável	85	46,2	132	32,5	22	3€,7	0,012
Instável	95	53,7	271	67,4	36	6C,3	
Diagnóstico*							
Segmentar	67	36,4	46	11,3	4	€,7	0,000
Não-segmentar	117	63,6	360	88,7	56	9C,3	

¥ Teste de Qui-quadrado, *:p<0,05; NS=Não significativo

6 DISCUSSÃO

O vitiligo geralmente começa na infância ou na idade adulta jovem, mais comumente entre 10 e 30 anos, sendo que 50% dos casos se iniciam antes dos 20 anos de vida e 25% antes dos 10 anos. [6,9,69] Resultados similares foram encontrados no presente estudo (tabela 1) e são convergentes com os dados publicados por Zhang et al. [67] que relataram idade média de início da doença de 20,1 ± 13,7 anos, idade média dos pacientes de 24,5 ± 14.6 anos e tempo de evolução de 18 meses, e Liu et al. [68] que evidenciaram idade média de início do vitiligo de 18,88 ± 0,21, idade média dos pacientes de 23,27 ± 0,23 e tempo médio de evolução da doença de 52,06 ± 1,20 meses.

Birlea et al. [77] obtiveram resultados divergentes, quando analisaram 51 pacientes de uma população isolada com elevada prevalência da doença (2,9%), cuja idade média de início das lesões foi de 36,5 ± 19,6 anos e a média de idade dos pacientes de 49,5 ± 22,8 anos. Tais dados sugerem que o início do vitiligo em indivíduos geneticamente predispostos parece exigir exposição prévia a fatores ambientais, que, naturalmente, variam entre diferentes populações.

De acordo com os dados da tabela 1, há predomínio da doença no grupo etário adulto (62,5%), em concordância com os resultados obtidos por Onunu e Kubeyinje, [8] onde a prevalência entre adultos foi de 66,1% e Taieb e Picardo [71] que constataram preponderância da doença entre adultos, com maior pico de prevalência na faixa etária entre 25 e 50 anos, correspondendo a 76% do total de casos.

Quanto à distribuição dos pacientes por faixas etárias (tabela 1), verificam-se maiores picos de prevalência entre a segunda e terceira décadas de vida (18,3% e 16,9% respectivamente). Estes dados assemelham-se com aqueles listados por Onunu e Kubeyinje,[8] onde as maiores prevalências também foram entre a segunda e terceira décadas de vida (24,2% e 34.2% respectivamente). Outro estudo corroborativo é o de Shah et al.[70] que relataram predomínio de pacientes na segunda década de vida (32,82%).

Há predomínio do sexo feminino (62,2%) em relação ao masculino (37,8%). Resultados convergentes foram obtidos por Akrem et al.[73] e Shah et al.,[70] ao relatarem prevalência do sexo feminino em 55% e 68,4% dos casos, respectivamente. Por outro lado, Kyriakis et al.[83] e Howitz et al.[63] observaram acometimento igual em ambos os sexos, enquanto Zhang et al.[67] descreveram o predomínio do sexo masculino (52,8%).

Infere-se que o sexo feminino possui tendência de maior procura pelos serviços de saúde, e, particularmente, nos casos de vitiligo, existe maior preocupação estética por pacientes mulheres. Por isso, a discrepância na distribuição da doença entre os sexos, descrita em alguns estudos ambulatoriais, pode significar um viés de seleção. [6.14]

Por outro lado, apesar das taxas masculinas assumirem um peso significativo nos perfis de morbimortalidade, observa-se que a presença de homens nos serviços de atenção primária à saúde é menor do que a das mulheres. [86,87] Há autores que associam esse fato à própria socialização dos homens, em que o cuidado não é visto como uma prática masculina. [88,89]

Com relação ao fototipo (tabela 1), há maior prevalência de pacientes com fototipo III (40,9%) e IV (34,3%). Não existe padronização em estudos epidemiológicos sobre vitiligo quando o propósito é avaliar a cor da pele dos indivíduos acometidos.

Todas as raças podem ser acometidas pela doença, e publicações anteriores usualmente demonstram que a prevalência é diretamente proporcional ao fototipo ou etnia predominante em determinada região ou país. Cerci et al.,[90] em outro estudo brasileiro, descreveram predomínio dos fototipos IV (42,14%) e III (33,88%), enquanto Taieb e Picardo,[71] em estudo europeu, observaram predomínio do fototipo III (60.0%), e Alkhateeb et al.,[14] na América do Norte e no Reino Unido, relataram maior prevalência da doença no grupo étnico caucasiano (83,6%), caracterizado pelos fototipos I, II e III.

Em contraste com os dados apresentados, alguns autores não observaram proporcionalidade entre fototipos mais acometidos pelo vitiligo e fototipos predominantes na região estudada. Lerner,[22] nos Estados Unidos, e Ortonne,[84] na França, regiões com predomínio de fototipos mais baixos (I, II e III), constataram maior acometimento de pacientes com fototipo III ou superior em 89% e 84% dos casos, respectivamente.

Conforme os dados listados na tabela 2, as lesões iniciais de vitiligo predominaram na face (23,7%) e nas mãos (19,5%). É descrito que a doença surge com maior frequência nas mãos, antebraços, pés e face, embora possam aparecer em qualquer lugar, incluindo as membranas mucosas, mas são poucos os estudos que abordam o assunto, e que poderiam auxiliar na padronização de características evolutivas do vitiligo, sendo mais comuns aqueles que apenas relatam informações sobre as regiões anatômicas mais frequentemente acometidas. [2,7]

Dentre os poucos estudos recentes, Arycan et al.[72] observaram que o local mais comum de aparecimento foi nos membros superiores (38,1%), enquanto Akrem et al.[73] relataram que os membros inferiores foram o sítio inicial de surgimento na maioria dos pacientes (29,8%).

Quanto à classificação clínica da doença (tabela 2), observa-se maior prevalência do vitiligo não-segmentar (81,8%) em relação ao vitiligo segmentar (18,2%), corroborando resultados usualmente obtidos em estudos prévios. Shah et al.[70] referiram que 92,5% dos pacientes apresentavam formas não segmentares da doença, em concordância com Liu et al.[68] que descreveram 90% de prevalência e Berti et al.[85] que constataram um acometimento dos pacientes pelo vitiligo não-segmentar de 92%.[56,58,80]

Fatores psíquicos e físicos predisponentes ao surgimento do vitiligo foram avaliados (tabela 2) e 26,9% dos pacientes relataram episódios de estresse ou distúrbios psíquicos prévios ao surgimento da doença, enquanto 25,6 % referiram ausência de fatores desencadeantes, 22,9% associaram o aparecimento das lesões a episódios de trauma físico local e 24,7% observaram associação de fatores psíquicos e físicos precedentes. Resultados distintos foram obtidos por Shah et al.,[70] onde o trauma físico foi o mais comum fator precipitante (3,84%), e distúrbios emocionais prévios foram detectados em 2,19% dos casos.

Alguns autores referem que 10 a 76% dos pacientes com vitiligo atribuem a doença a algum fator ambiental precipitante, sendo provável que o estresse, traumas e queimaduras (fenômeno de Koebner), e a exposição a alguns pesticidas atuem como fatores precipitantes da doença em indivíduos geneticamente predispostos.[2] Porém, são pouco frequentes estudos que avaliem concomitantemente a presença de fatores físicos e psíquicos como desencadeantes da doença. A maioria tende a

41

analisá-los isoladamente, e descreve o grau de associação destes fatores com o vitiligo somente nos casos já manifestos da doença, não avaliando a sua influência etiopatogênica. Isso pode ser observado nos resultados descritos por Mattoo et al.,[76] na Índia, onde 25% dos pacientes apresentavam alguma morbidade psiquiátrica associada, enquanto Taieb e Picardo[71] observaram fenômeno de Koebner em 30% dos casos e Birlea et al.[77] em 39%.

A evolução clínica da doença também foi avaliada na primeira consulta (tabela 2), havendo predomínio do vitiligo em progressão ou instável (63,4%) em relação ao vitiligo estável (37,3%). Estudos ambulatoriais geralmente relatam maior prevalência do vitiligo com evolução instável, sendo este um dos principais motivos de o paciente procurar auxílio médico. Tal assertiva pode ser exemplificada pelos relatos de Hann et al.[15] que observaram progressão da doença em 88,8% dos casos, e Shah et al.[70] em 65.59%.[58,68]

Na análise bidimensional pelo teste de Qui-quadrado entre a variável grupos etários e as variáveis sexo e localização da primeira lesão, observa-se significância estatística, admitindo-se p<0,05 (tabela 3).

O predomínio do sexo feminino ocorre em todos os grupos etários (tabela 3), sendo mais acentuado entre os adultos (67%). Não são comumente descritas diferenças significativas quando se correlacionam faixas etárias ou grupos etários com o sexo dos pacientes, mas Kyriakis et al.[83] relataram maior prevalência de pacientes mulheres em faixas etárias mais jovens (≤ 30 anos), enquanto no sexo masculino foi detectado um pico de prevalência mais tardio para a doença (31-60 anos).

Quando a localização da primeira lesão é analisada entre os diferentes grupos etários (tabela 3), observa-se predomínio da face na infância e adolescência (32,6%)

42

e no grupo etário idoso (23,3%). Entre os adultos, mãos e dedos foram as áreas iniciais mais acometidas (24,0%).

Iacovelli et al.,[74] em estudo italiano sobre o vitiligo na infância, relataram o surgimento das primeiras lesões na face em 52% dos casos, e Dogra et al.,[91] ra Índia, avaliaram casos de vitiligo com surgimento tardio (após 50 anos de idade), onde as lesões iniciais predominaram na cabeça e no pescoço (24,2%). Entretarto, tais publicações analisaram os locais de surgimento da doença em grupos etários individualizados e não foram encontrados outros estudos que aval assem, estatisticamente, a localização da primeira lesão entre diferentes grupos etários.

Na tabela 4, não há diferenças estatisticamente significativas entre os grupos etários quanto ao fototipo, mas observa-se significância estatística pelo teste de Qui-quadrado quando os diferentes grupos etários são correlacionados com fatores desencadeantes psíquicos e físicos, atividade da doença e classificação clínica, devido à distribuição heterogênea dos resultados obtidos na amostra.

No grupo etário adulto há predomínio da associação entre fatores psíquicos e físicos desencadeantes da doença em 30,5% dos casos (tabela 4). A ausência de fatores psíquicos e físicos predisponentes prevalece entre crianças e adolescentes (37%), mas deve-se considerar a possibilidade de um viés de informação na coleta de dados destes pacientes, onde muitas vezes as informações são obtidas de acompanhantes. No grupo etário idoso também prevalece a ausência de fatores psíquicos e físicos predisponentes em 40% dos casos.

Estudos sobre o tema geralmente relatam o total de casos de vitiligo influenciados por distúrbios psíquicos ou episódios de traumatismos prévios em determinada população, mas não foram encontradas publicações que avaliem a presença de tais fatores etiopatogênicos em diferentes grupos etários.

As formas clínicas de vitiligo foram avaliadas entre os diferentes grupos etários (tabela 4), com predomínio do vitiligo não-segmentar entre crianças e adolescentes (63,6%), adultos (88,7%) e idosos (93,3%). Observa-se, também, maior prevalência do vitiligo segmentar entre crianças e adolescentes (36,4%), comparando-se com adultos (11,3%) e idosos (6,7%). Halder et al.69 e Jaisankar et al.,[92] em estudos pioneiros sobre a doença em crianças, concluíram que o vitiligo na infância é um tipo distinto da doença, com alta incidência do tipo segmentar.

Tal referência foi corroborada posteriormente por outros autores, como Prcic et al.,[93] na Sérvia, que demonstraram maior frequência do tipo segmentar na infância (18%), em comparação com grupo controle composto por pacientes adultos (0%), e Akrem et al.[73] que relataram vitiligo segmentar em 12,5% dos pacientes com menos de 12 anos de idade, e apenas 3,84% naqueles com mais de 12 anos.

O vitiligo com evolução instável também apresenta maior prevalência em todos os grupos etários avaliados (tabela 4), entretanto, o vitiligo de comportamento estável foi proporcionalmente mais freqüente na infância e adolescência (46,2%), do que nos adultos (32,5%) e idosos (36,7%). Tal diferença entre os grupos etários poderia ser atribuída à maior prevalência entre crianças e adolescentes do vitiligo segmentar, que se caracteriza pelo início precoce, evolução rápida, e posterior fase de estagnação, não havendo fatores precipitantes específicos. [23]

7 CONCLUSÕES

O perfil clínico-epidemiológico dos pacientes avaliados é semelhante aos relatados em publicações de outros países, e quando os grupos etários são analisados separadamente, observa-se maior prevalência do vitiligo segmentar e do vitiligo com evolução estável entre crianças e adolescentes.

REFERÊNCIAS

1. Lerner AB, Nordlund JJ. Vitiligo: What is it? Is it important? JAMA. 1978; 239:1183-7.

2. Steiner D, Bedin V, Moraes MB, Villas RT, Steiner T. Vitiligo. An Bras Dermatol. 2004;79:335-51.

3. Nordlund JJ, Majumder PP. Recent investigations on vitiligo vulgaris. Dermatol Clin. 1997;15:69-78.

4. Hirobe T. Structure and function of melanocytes: microscopy, morphology and cell biology of mouse melanocites in the epidermis and hair follicle. Histol Histopathol. 1995;10:223-37.

5. Halaban R, Hebert DN, Fisher DE. Biology of melanocytes. In: Freedberg IM, Eisen AZ, Wolff K, Austen KF, Goldsmith LA, Katz SI, editors. Fitzpatrick's dermatology in general medicine. New York: McGraw-Hill; 2003. p.127-48.

6. Halder RM, Chappell JL. Vitiligo update. Semin Cutan Med Surg. 2009;28:86-92.

7. Ortonne JP. Vitiligo and other disorders of Hypopigmentation. In: Bolognia J, Jorizzo J, Rapini R, editors. Dermatology. 2nd ed. Spain: Elsevier; 2008. v.1, p.65.

8. Onunu AN, Kubeyinje EP. Vitiligo in the Nigerian African: a study of 351 patients in Benin City, Nigeria. Int J Dermatol. 2003;42:800-2.

9. Silva CMR, Pereira LB, Gontijo B, Ribeiro GB. Vitiligo na infância: características clínicas e epidemiológicas. An Bras Dermatol. 2007;82:47-51.

10. Koga M. Vitiligo: a new classification and therapy. Br J Dermatol. 1977;97:255- 61.

11. Koga M, Tango T. Clinical features and course of type A and type B vitiligo. Br J Dermatol. 1988;118:223-8.

12. Taieb A. Intrinsic and extrinsic pathomechanisms in vitiligo. Pigment Cell Res. 2000;13(Suppl. 8):41-7.

13. Lu T, Gao T, Wang A, Jin Y, Li Q, Li C. Vitiligo prevalence study in Shaanxi Province, China. Int J Dermatol. 2007;46:47-51.

14. Alkhateeb A, Fain PR, Thody A, Bennett DC, Spritz RA. Epidemiology of vitiligo and associated autoimmune diseases in Caucasian probands and their families. Pigment Cell Res. 2003;16:208-14.

15. Hann SK, Chun WH, Park YK. Clinical characteristics of progressive vitiligo. Int J Dermatol.1997;36:353-5.

16. Nogueira LSC, Zancanaro PCQ, Azambuja RD. Vitiligo e emoções. An Bras Dermatol. 2009; 84:41-5.

17. Carvalho VO, Marinoni LP, Tarastichuk AV, Giraldi S, Abagge KT. Vitiligo: análise de 174 casos na população pediátrica. An Bras Dermatol. 1998;73:419-23.

18. Fernandes NC, Diogo C, Perez M, Lima MCNC, Spitz LK, Magalhães TC. Vitiligo na infância: análise terapêutica de 95 casos. An Bras Dermatol. 2001;76:575-81.

19. Janniger CK. Childhood vitiligo. Cutis. 1993;51:25-8.

20. Halder RM. Childhood vitiligo. Clin Dermatol. 1997;15:899-906.

21. Silvan M. The psychological aspects of vitiligo. Cutis. 2004;73:163-7.

22. Lerner AB. Vitiligo. J Invest Dermatol. 1959;32:285-310.

23. Bellet JS, Prose NS. Vitiligo em crianças: uma revisão de classificação, hipóteses sobre patogênese e tratamento. An Bras Dermatol. 2005;80:631–6.

24. Nath SK, Majumder PP, Nordlund JJ. Genetic epidemiology of vitiligo: multilocus recessivity cross-validated. Am J Hum Genetic. 1994;55:981-90.

25. Halder R, Taliaferro S. Vitiligo. In: Wolff K, Goldsmith L, Katz S, Gilchrest B, Paller A, Lefell D, editors. Fitzpatrick's dermatology in general medicine. 7th ed. New York: McGraw-Hill; 2008. v.1.

26. Halder R, Nandedkar M, Neal K. Pigmentary disorders in pigmented skins, In: Halder R, editor. Dermatology and dermatological therapy of pigmented skin. New York: Informa Healthcare; 2005. v.5.

27. Gavalas NG, Akhtar S, Gawkrodger DJ, Watson PF, Weetman AP, Kemp EH. Analysis of allelic variants in the catalase gene in the patients with the skir depigmenting disorder vitiligo. Biochem Biophys Res Commun. 2006;345:1586-91.

28. Casp CB, She JX, McCormack WT. Genetic association of the catalase gene (CAT) with vitiligo susceptibility. Pigment Cell Res. 2002;15:62-6.

29. Jin S-Y, Park HH, Li GZ, Lee HJ, Hong MS, Park HJ, et al. Association of estrogen receptor 1 intron 1 C/T polymorphism in Korean vitiligo patients. J Dermatol Sci. 2004;35:181-6.

30. Antelo DP, Filgueira AL, Cunha JMT. Aspectos imunopatológicos do vitiligo. Med Cutan Iber Lat Am. 2008;36:125-36.

31. Al'Abadie MS, Senior HJ, Bleehen SS, Gawkrodger DJ. Neuropeptide and neuronal marker studies in vitiligo. Br J Dermatol. 1994;131:160-5.

32. Ongenae K, Van Geel N, Naeyaert JM. Evidence for autoimmune pathogenesis of vitiligo. Pigmented Cell Res. 2003;16:90-100.

33. Bystryn JC. Immune mechanisms in vitiligo. Clin Dermatol. 1997;15:853-61.

34. Palermo B, Campanelli R, Garbelli S, Mantovani S, Lantelme E, Brazzelli V, et al. Specific cytotoxic T lymphocyte responses against Melan A/Mart1, tyrosinase and gp100 in vitiligo by the use of major histocompatibility complex/peptide tetramers: the role of cellular immunity in the etiopathogenesis of vitiligo. J Invest Dermatol. 2001;117:326-32.

35. Onay H, Pehlivan M, Alper S, Ozkinay F, Pehlivan S. Might there be a link between mannose binding lectin and vitiligo? Eur J Dermatol. 2007;17:146-8.

36. Schallreuter KU, Lemke R, Brandt O, Schwartz R, Westhofen M, Montz R et al. Vitiligo and other disease: coexistence or true association? Hamburg study on 321 patients. Dermatology. 1994;188:269-75.

37. Naughton GK, Reggiardo MD, Bystryn JC. Correlation between vitiligo antibodies and extent of depigmentation in vitiligo. J Am Acad Dermatol. 1986;15:978-81.

38. Lei XD, Woodworth CD, Johnen G, Kaufman S. Expression of 4a- carbinolamine dehydratase in human epidermal keratinocytes. Biochem Biophys Res Commun. 1997;238:556-9.

39. Davis MD, Ribeiro P, Tipper J, Kaufman S. 7-tetrahydrobiopterin, a natural occurring analogue of tetrahydrobiopterin is a cofator for, and a potencial inhibtor of the aromatic amino acid hydrolases. Proc Natl Acad Sci USA. 1992;89:10109-13.

40. Cormane RH, Siddiqui AH, Westerhof W, Schutgens RBH. Phenylalanine and UVA light for the treatment of vitiligo. Arch Dermatol Res.1985;277:126-30.

41. Yildirim M, Baysal V, Inaloz HS, Can M. The role of oxidants and antioxidants in generalized vitiligo at tissue level. J Eur Acad Dermatol Venereol. 2004;18:683-6.

42. Reedy MV, Parichy DM, Erickson CA, Mason K, Frost-Mason SK. Regulation of melanoblast migration and differentiation. In: The pigmentary system physiology and pathophysiology. New York: Oxford University Press; 1998. p.75-95.

43.Toyoda M, Luo Y, Makino T, Matsui C, Morohashi M. Calcitonin gene-related peptide upregulates melanogenesis and enhances melanocyte dendricity via induction of keratinocyte-derived melanotrophic factors. J Investig Dermatol Symp Proc. 1999;4:116-25.

44. Tu C, Zhao D, Lin X. Levels of neuropeptide-Y in the plasma and skin tissue fluids of patiets with vitiligo. J Dermatol Sci. 2001;27:178-82.

45. Grimes PE, Sevall JS, Vojdani A. Cytomegalovirus DNA identified in skin biopsy specimens of patients with vitiligo. J Am Acad Dermatol. 1996;35:21-6.

46. Akbayir N, Gökdemir G, Mansur T, Sökmen M, Gündüz S, Alkim C, et al. Is there any relationship between hepatitis C virus and vitiligo? J Clin Gastroenterol. 2004;38:815-7.

47. Niamba P, Traore A, Taieb A. Vitiligo in a black patient associated with HIV infection and repigmentation under antiretroviral therapy. Ann Dermatol Venereol. 2007;134:272-3.

48. Slominski A, Paus R, Bomirski A. Hypothesis: possible role of melatonin receptors in vitiligo. J R Soc Med. 1989;82:539-41.

49. Salzer BA, Schallreuter KU. Investigation of the personality structure in patients with vitiligo and a possible association with impaired catecholamine metabolism. Dermatology. 1995;190:109–15.

50. Driban N, Bassotti A. Heinrich Koebner legate. Rev Argent Dermatol. 2001;82:104-10.

51. Thappa DM. The isomorphic phenomenon of Koebner. Indian J Dermatol Venereol Leprol. 2004;70:187-9.

52. Murphy GF. Histology of the skin. In: Elder D, Elenitsas R, Jaworsky C, Johnson Jr B. Lever´s histopathology of the skin. 8th ed. Philadelphia: Lippincott-Raven; 1997. p.5-50

53. Elenitsas R, Van Belle P, Elder D. Laboratory methods. In: Elder D, Elenitsas R, Jaworsky C, Johnson Jr B. Lever´s histopathology of the skin. 8th ed. Philadelphia: Lippincott-Raven; 1997. p.51-60.

54. Machado Filho CAS. Vitiligo: áreas tratadas por enxertia com raspado cutâneo e estudo da reação de polimerase em cadeia de RNA mensageiro de tirosinase por transcritase reversa. [tese]. São Paulo; Universidade Federal de SãoPaulo; 2000.

55. Kameyama K; Takemura T; Hamada Y; Sakai C; Kondoh S; Nishiyama S, et al. Pigment production in murine melanoma cells is regulated by tyrosinase, tyrosinase-related protein 1 (TRP1), DOPAchrome tautomerase (TRP2), and a melanogenic inhibitor. J Invest Dermatol. 1993;100:126-31.

56. Hayashibe K, Mishima Y, Ichihashi M, Kawai M. Melanosomal antigenic expression on the cell surface and intracellular subunits within melanogenic compartments of pigment cells: analysis by antimelanosome-associated monoclonal antibody. J Invest Dermatol. 1986;87:89-94.

57. Tomita Y, Shibahara S, Takeda A, Okinaga S, Matsunaga J, Tagami H. The monoclonal antibodies TMH-1 and TMH-2 specifically bind to a protein encoded at the murine b-locus, not to the authentic tyrosinase encoded at the c-locus. J Invest Dermatol. 1991;96:500-4.

58. Kiernan JA. Histological and histochemical methods. New York: Pergamon Press; 1981. p.162-3.

59. Tobin DJ, Swanson NN, Pittelkow MR, Petters EM, Schallreuter KU. Melanocytes are not absent in lesional skin of long duration vitiligo. J Pathol. 2000;191:407-16.

60. Takada K, Sugiyama K, Yamamoto I, Oba K, Takeuchi T. Presence of amelanotic melanocytes within the outer root sheath in senile white hair. J Invest Dermatol. 1992;99:629-33.

61. Machado Filho CAS, Almeida FA, Proto RS, Landman G. Vitiligo: analysis of grafting versus curettage alone, using melanocyte morphology and reverse transcriptase polymerase chain reaction for tyrosinase mRNA. São Paulo Med J. 2005;123:187-91.

62. Boisseau-Garsaud AM, Garsaud P, Calès-Quist D, Hélénon R, Quénéhervé C, Claire RC. Epidemiology of vitiligo in the French West Indies. Int J Dermatol. 2000;39:18–20.

63. Howitz J, Brodthagen H, Schwartz M, Thomsen K. Prevalence of vitiligo. Epidemiological survey on the Isle of Bornhom, Denmark. Arch Dermatol. 1977;113:47-52.

64. Das SK, Majumder PP, Chakraborty R, Majumdar TK, Haldar B. Studies on vitiligo. I. Epidemiological profile in Calcutta, India. Genet Epidemiol. 1985;2:71-8.

65. Singh M, Singh G, Kanwar AJ, Belhaj MS. Clinical pattern of vitiligo in Libya. Int J Dermatol. 1985;24:233–5.

66. Rose NR, Mackay IR, editors. The autoimmune diseases. 3rd ed. San Diego: Academic Press, 1998. p.141–9.

67. Zhang Z, Xu SX, Zhang FY, Yin XY, Yang S, Xiao FL, et al. The analysis of genetics and associated autoimmune diseases in Chinese vitiligo patients. Arch

Dermatol Res. 2009;301:167-73.

68. Liu JB, Li M, Yang S, Gui JP, Wang HY, Du WH, et al. Clinical profiles of vitiligo in China: an analysis of 3742 patients. Clin Exp Dermatol. 2005;30:327–31.

69. Halder RM, Grimes PE, Cowan CA, Enterline JA, Chakrabarti SG, Kenney JA Jr. Childhood vitiligo. J Am Acad Dermatol. 1987;16:948-54.

70. Shah H, Mehta A, Astik B. Clinical and sociodemographic study of vitiligo. Indian J Dermatol Venereol Leprol. 2008;74:701.

71. Taieb A, Picardo M. The definition and assessment of vitiligo: a consensus report of the Vitiligo European Task Force. Pigment Cell Res. 2007;20:27-35.

72. Arýcan O, Koc K, Ersoy L. Clinical characteristics in 113 Turkish vitiligo patients. Acta Dermatovenerol Alp Panonica Adriat. 2008; 17: 129-32.

73. Akrem J, Baroudi A, Aichi T, Houch F, Hamdaoui MH. Profile of vitiligo in the South of Tunisia. Int J Dermatol. 2008;47:670-4.

74. Iacovelli P, Sinagra JL, Vidolin AP, Marenda S, Capitano B, Leone G, et al. Relevance of thyroiditis and of other autoimmune diseases in children with vitiligo. Dermatology. 2005;210:26-30

75. Sehgal VN. A clinical evaluation of 202 cases of vitiligo. Cutis 1974;14:439-45.

76. Mattoo SK, Handa S, Kaur I, Gupta N, Malhotra R. Psychiatric morbidity in vitiligo: prevalence and correlates in India. J Eur Acad Dermatol Venereol. 2002; 6:573-8.

77. Birlea SA, Fain PR, Spritz RA. A Romanian population isolate with high frequency of vitiligo and associated autoimmune diseases. Arch Dermatol. 2008;144:310-6.

78. Fundação Instituto Brasileiro de Geografia e Estatística. 2000. Censo demográfico: Brasil, 2000. Rio de Janeiro: IBGE, 2000.

79. Fitzpatrick TB, Pathak MA, Parrish JA. Protection of human skin against the effects of the sunburn ultraviolet (290-320 nm). In: Fitzpatrick TB. Sunlight and man - normal and abnormal photobiological responses. Tokyo: University of Tokyo Press; 1974. p.751-65.

80. Van Geel N, Ongenae K, Naeyaert JM. Surgical techniques for vitiligo: a review. Dermatology. 2001;202:162-6.

81. Callegari-Jacques SM. Bioestatística: princípios e aplicações. Porto Alegre: Artmed; 2003. p.255.

82. Spiegel S. Estatística não paramétrica. São Paulo: McGraw-Hill do Brasil; 1981. p.33-7.

83. Kyriakis KP, Palamaras I, Tsele E, Michailides C, Terzoudi S. Case detection rates of vitiligo by gender and age. Int J Dermatol. 2009;48:328-9.

84. Ortonne JP. Le vitiligo: maladie ou syndrome? [thesis]. Lyon: Universite de Lyon; 1974.

85. Berti S, Bellandi S, Bertelli A, Colucci R, Lotti T, Moretti S. Vitiligo in an Italian Outpatient Center: a clinical and serologic study of 204 patients in Tuscany. Am J Clin Dermatol. 2011;12:43-9.

86. Figueiredo W. Assistência à saúde dos homens: um desafio para os serviços de atenção primária. Ciênc Saúde Coletiva. 2005;10:105-9.

87. Pinheiro RS, Viacava F, Travassos C, Brito AS. Gênero, morbidade, acesso e utilização de serviços de saúde no Brasil. Ciênc Saúde Coletiva. 2002;7:687-707.

88. Courtenay WH. Constructions of masculinity and their influence on men's well-being: a theory of gender and health. Soc Sci Med. 2000; 50:1385-401.

89. Lyra-da-Fonseca JLC, Leão LS, Lima DC, Targino P, Crisóstomo A, Santos B. Homens e cuidado: uma outra família? In: Acosta AR, Vitale MA, organizadores. Família: redes, laços e políticas públicas. São Paulo: Instituto de Estudos Especiais, Pontifícia Universidade Católica de São Paulo; 2003. p. 79-91.

90. Cerci FB,Viesi JMZ, Zunino MMB, Marchioro HZ, Silva de Castro CC. Evaluation of sunscreen use patterns in vitiligo patients. Surg Cosmet Dermatol. 2010;2:265-71.

91. Dogra S, Parsad D, Handa S, Kanwar AJ. Late onset vitiligo: a study of 182 patients. Int J Dermatol. 2005;44:193-6.

92. Jaisankar TJ, Baruah MC, Garg BR. Vitiligo in children. Int J Dermatol. 1992; 31:621-3.

93. Prcic S, Djuran V, Mikov A, Mikov I. Vitiligo in children. Pediatr Dermatol. 2007;24:666.

ANEXOS

Anexo A : Protocolo do Ambulatório de Vitiligo

FACULDADE DE MEDICINA DO ABC

PROTOCOLO: VITILIGO

Nome:_____

Registro: _____Data: __/___/_____Sexo: _____ Idade: _____

Fototipo: I ( )　II ( )　　III ( )　IV ( )　　V ( )　VI ( )

Tempo de existência do Vitiligo: _____

Localização da primeira lesão: _____

Estável ( )　Instável ( )　Há quanto tempo: _____

Tratamento Prévio: _____

____CE Tópico_____ CE Sistêmico _____Viticromin vo ____ Viticromin Tópico

____Trisoralen _____ Methoxalen vo_____Methoxalen Tópico _____ P.U.V.A

____Melagenina _____ Outros:_____

Presença de fator desencadeante: _____Físico_____ Psíquico _____ Ambos

Diagnóstico: _____ Segmentar_____ Generalizado ____ Nevo Halo

Antecedentes Pessoais:

____Diabetes _____ Anemia Perniciosa _____disfunção tireoidiana _____

____Outros: _____

Familiares com Vitiligo:_____

Presença de doença entre familiares:

____Diabetes _____ Anemia Perniciosa _____disfunção tireoidiana _____

____Outros: _____

Peso: _____ Estatura: _____

( ) Foto inicial - Data: ___/___ / ___

( ) Foto_____ meses - Data: ___/___ / ___

( ) Foto_____ meses - Data: ___/___ / ___

( ) Foto_____ meses - Data: ___/___ / ___

Descrição Clínica

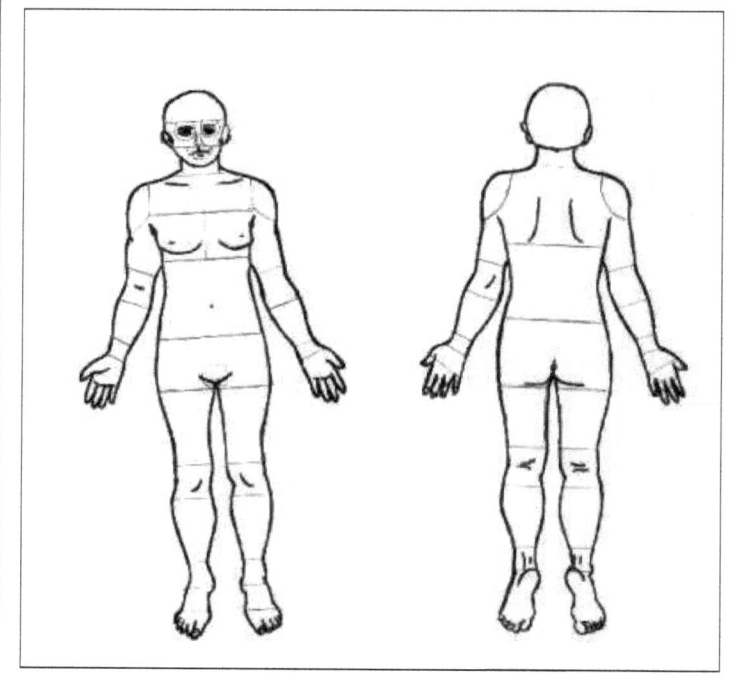

Anexo B

Aprovação do Comitê de Ética em Pesquisa da Faculdade

de Medicina do ABC

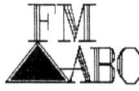 ## Comitê de Ética em Pesquisa
Faculdade de Medicina do ABC
Mantida pela Fundação do ABC

Santo André, 29 de Junho de 2011.

PROTOCOLO CEP/FMABC, REGISTRADO SOB O Nº. 297/2010.

Ilmo(a). Sr(a).

JULIANO CESAR DE BARROS

Prezado (a) Senhor (a):

Projeto de Pesquisa Intitulado: **"PERFIL CLÍNICO-EPIDEMIOLÓGICO DE INDIVÍDUOS ACOMETIDOS POR VITILIGO."**

Vimos por meio desta, informar que em reunião do Comitê de Ética em Pesquisa da Faculdade de Medicina do ABC, realizada em **10/11/2010**, foi **aprovado** o protocolo de pesquisa acima mencionado.

O Comitê de Ética em Pesquisa da FMABC, em obediência à Resolução 196/96, deverá encaminhar a CONEP/MS, relatórios anuais dos projetos de pesquisa que encontram-se em andamento. Solicitamos informar sobre o andamento do seu projeto anualmente isto é, se já foi concluído, suspenso ou se ainda está em andamento: neste último caso comunicar qual o tempo previsto para a conclusão do mesmo, e encaminhar breve resumo dos resultados obtidos no estudo.

Sem mais para o momento, subscrevemo-nos com os protestos de estima e consideração.

Atenciosamente,

Prof. Dr. Elie Fiss
Coordenador do Comitê de Ética
em Pesquisa da FMABC

55

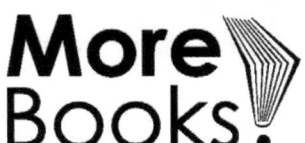
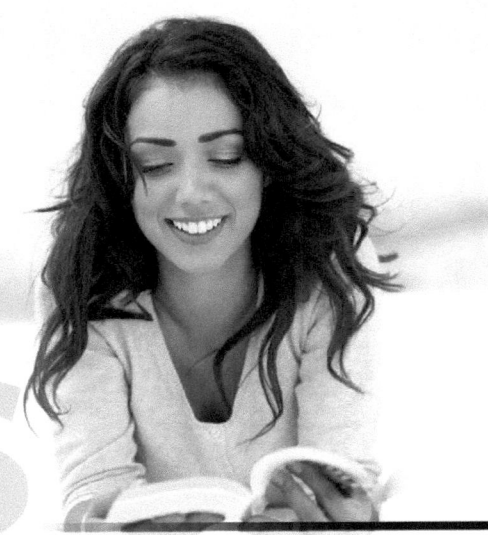
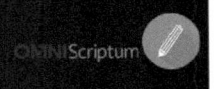

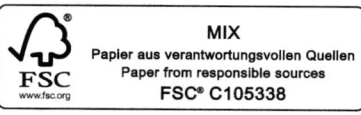

Printed by Books on Demand GmbH, Norderstedt / Germany